DATE . . . .

☐ Sun   ☐ Mon   ☐ Tue   ☐ Wed   ☐ Thu   ☐ Fri   ☐ Sat

DATE . . . .

■Sun　　■Mon　　■Tue　　■Wed　　■Thu　　■Fri　　■Sat

DATE . . . .

■Sun ■Mon ■Tue ■Wed ■Thu ■Fri ■Sat

DATE . . . .

Sun ▨ Mon ▨ Tue ▨ Wed ▨ Thu ▨ Fri ▨ Sat

DATE . . . .

▧Sun　　▧Mon　　▧Tue　　▧Wed　　▧Thu　　▧Fri　　▧Sat

DATE. . . . .

☐ Sun ☐ Mon ☐ Tue ☐ Wed ☐ Thu ☐ Fri ☐ Sat

DATE . . . .

■Sun　　■Mon　　■Tue　　■Wed　　■Thu　　■Fri　　■Sat

DATE . . . .
Sun   Mon   Tue   Wed   Thu   Fri   Sat

DATE . . . .

■ Sun   ■ Mon   ■ Tue   ■ Wed   ■ Thu   ■ Fri   ■ Sat

DATE . . . .

☐ Sun   ☐ Mon   ☐ Tue   ☐ Wed   ☐ Thu   ☐ Fri   ☐ Sat

DATE . . . .
☐ Sun ☐ Mon ☐ Tue ☐ Wed ☐ Thu ☐ Fri ☐ Sat

DATE . . . .

Sun　Mon　Tue　Wed　Thu　Fri　Sat

DATE . . . .
☐ Sun　☐ Mon　☐ Tue　☐ Wed　☐ Thu　☐ Fri　☐ Sat

DATE . . . .
■Sun   ■Mon   ■Tue   ■Wed   ■Thu   ■Fri   ■Sat

DATE . . . .

☐ Sun   ☐ Mon   ☐ Tue   ☐ Wed   ☐ Thu   ☐ Fri   ☐ Sat

DATE . . . .

☐ Sun　☐ Mon　☐ Tue　☐ Wed　☐ Thu　☐ Fri　☐ Sat

DATE . . . .

Sun   Mon   Tue   Wed   Thu   Fri   Sat

DATE . . . .
Sun Mon Tue Wed Thu Fri Sat

DATE . . . .

■Sun   ■Mon   ■Tue   ■Wed   ■Thu   ■Fri   ■Sat

DATE..

■ Sun ■ Mon ■ Tue ■ Wed ■ Thu ■ Fri ■ Sat

DATE.............................
■ Sun   ■ Mon   ■ Tue   ■ Wed   ■ Thu   ■ Fri   ■ Sat

DATE . . . .

■Sun　■Mon　■Tue　■Wed　■Thu　■Fri　■Sat

DATE . . . .
■ Sun   ■ Mon   ■ Tue   ■ Wed   ■ Thu   ■ Fri   ■ Sat

DATE . . . .

Sun   Mon   Tue   Wed   Thu   Fri   Sat

DATE . . . .

☐ Sun   ☐ Mon   ☐ Tue   ☐ Wed   ☐ Thu   ☐ Fri   ☐ Sat

DATE . . . .
Sun ▒ Mon ▒ Tue ▒ Wed ▒ Thu ▒ Fri ▒ Sat

DATE....................................

■ Sun   ■ Mon   ■ Tue   ■ Wed   ■ Thu   ■ Fri   ■ Sat

DATE . . . .
■Sun   ■Mon   ■Tue   ■Wed   ■Thu   ■Fri   ■Sat

DATE . . . .

Sun ▨ Mon ▨ Tue ▨ Wed ▨ Thu ▨ Fri ▨ Sat

DATE. . . . .
▨Sun ▨Mon ▨Tue ▨Wed ▨Thu ▨Fri ▨Sat

DATE. . . . .

■ Sun　　■ Mon　　■ Tue　　■ Wed　　■ Thu　　■ Fri　　■ Sat

DATE . . . .

■Sun   ■Mon   ■Tue   ■Wed   ■Thu   ■Fri   ■Sat

DATE . . . .
■Sun　　■Mon　　■Tue　　■Wed　　■Thu　　■Fri　　■Sat

DATE. . . . .
■Sun   ■Mon   ■Tue   ■Wed   ■Thu   ■Fri   ■Sat

■Sun   ■Mon   ■Tue   ■Wed   ■Thu   ■Fri   ■Sat

DATE. . . . .

■Sun   ■Mon   ■Tue   ■Wed   ■Thu   ■Fri   ■Sat

DATE . . . .

☐ Sun   ☐ Mon   ☐ Tue   ☐ Wed   ☐ Thu   ☐ Fri   ☐ Sat

☑ Sun　☑ Mon　☑ Tue　☑ Wed　☑ Thu　☑ Fri　☑ Sat

DATE . . . .

☐ Sun   ☐ Mon   ☐ Tue   ☐ Wed   ☐ Thu   ☐ Fri   ☐ Sat

DATE . . . .

☐ Sun ☐ Mon ☐ Tue ☐ Wed ☐ Thu ☐ Fri ☐ Sat

DATE . . . .
Sun   Mon   Tue   Wed   Thu   Fri   Sat

DATE . . . .

☐ Sun   ☐ Mon   ☐ Tue   ☐ Wed   ☐ Thu   ☐ Fri   ☐ Sat

DATE . . . .

■Sun   ■Mon   ■Tue   ■Wed   ■Thu   ■Fri   ■Sat

DATE . . . .

Sun   Mon   Tue   Wed   Thu   Fri   Sat

DATE . . . .
■Sun   ■Mon   ■Tue   ■Wed   ■Thu   ■Fri   ■Sat